BEI GRIN MACHT SICH IHR WISSEN BEZAHLT

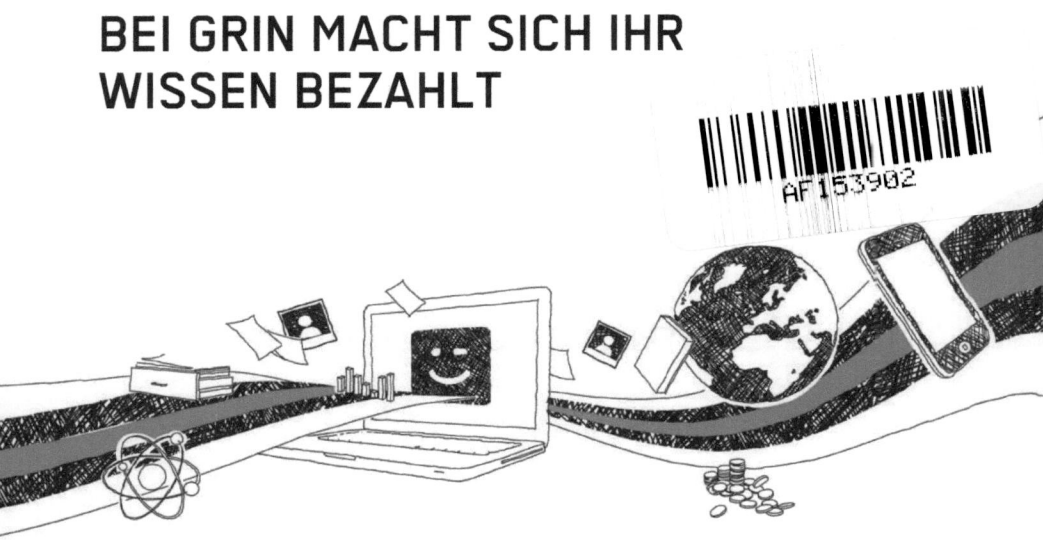

- Wir veröffentlichen Ihre Hausarbeit, Bachelor- und Masterarbeit

- Ihr eigenes eBook und Buch - weltweit in allen wichtigen Shops

- Verdienen Sie an jedem Verkauf

Jetzt bei www.GRIN.com hochladen und kostenlos publizieren

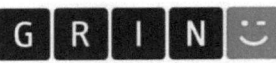

Praxisanleitende im Pflegeberufegesetz. Gesetzliche und politische Rahmenbedingungen

Lore Krüger

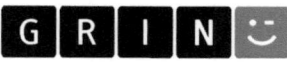

Bibliografische Information der Deutschen Nationalbibliothek:

Die Deutsche Nationalbibliothek verzeichnet diese Publikation in der Deutschen Nationalbibliografie; detaillierte bibliografische Daten sind im Internet über http://dnb.d-nb.de abrufbar.

ISBN: 9783346812513
Dieses Buch ist auch als E-Book erhältlich.

Druck und Bindung: Books on Demand GmbH, Norderstedt Germany
Gedruckt auf säurefreiem Papier aus verantwortungsvollen Quellen

Das vorliegende Werk wurde sorgfältig erarbeitet. Dennoch übernehmen Autoren und Verlag für die Richtigkeit von Angaben, Hinweisen, Links und Ratschlägen sowie eventuelle Druckfehler keine Haftung.

Das Buch bei GRIN: https://www.grin.com/document/1321962

Internationale Hochschule

Gesundheits- und Pflegepädagogik
(M.A.)

Rahmenbedingungen in der Gesundheits- und Pflegepädagogik
Prüfungsleistung:
„Gesetzliche und politische Rahmenbedingungen für Praxisanleitende im Pflegeberufegesetz"

eingereicht von

Lore Krüger

Dresden, den 23.01.2022

Inhaltsverzeichnis

I. Abbildungsverzeichnis

II. Abkürzungsverzeichnis

Abb.	Abbildung
Bmfsfj	Bundesministerium für Familie, Senioren, Frauen und Jugend
DRG	Diagnosis Related Groups
DQR	Deutscher Qualifikationsrahmen
EQR	Europäischer Qualifikationsrahmen
PAL	Praxisanleitende
PflAPrV	Pflegeberufe-Ausbildungs- und -Prüfungsverordnung
PflBG	Pflegeberufegesetz

1   Einleitung

„Die Sicherstellung einer qualitativen Pflegeversorgung ist eine der gesellschaftspolitisch wichtigen Aufgaben der nächsten Jahre." (Weiß et al., 2018, S. 86) Die Anforderungen und Erwartungen an den Pflegeberuf entwickeln sich fortlaufend weiter. Ausschlaggebend hierfür sind stetige Erkenntnisgewinne in der Pflegewissenschaft, der medizinische Fortschritt und die Weiterentwicklung der Gesundheits- und Sozialgesetzgebung (Wecht, 2021, S. 1054). Der Pflegeberuf ist geprägt von einem breiten Tätigkeitsfeld und beträchtlichen Möglichkeiten der Spezialisierung (Bohrer & Walter, 2020, S. 10). Der demografische Wandel und die damit einhergehende Zunahme multimorbider hochaltriger Menschen und die Verkürzung der Liegezeiten im Krankenhaus erfordern Qualifikationen, welche über die spezifischen Merkmale eines Versorgungsbereich hinaus gehen (Lukuc, 2021, S. 19). Der Pflegeberuf stellt ein hochkomplexes Setting dar, geprägt von enormer Verantwortung und Selbstständigkeit. Prinzipiell ändert sich an dem Aufgabenprofil der Pflegenden wenig, dennoch ist die Weitrentwicklung der Pflegeausbildung unumgänglich, um den aktuellen Herausforderungen gerecht werden zu können (Bohrer & Walter, 2020, S. 10). Die generalistische Pflegeausbildung, welche seit dem 1. Januar 2020 auf der Grundlage des Pflegeberufegesetz (PflBG) verabschiedet wurde, soll hochqualifiziertes Personal hervorbringen, um die Veränderungen der Gesellschaft bewältigen zu können. Die Umsetzung der generalistischen Ausbildung mit dem PflBG forderte eine Mobilisierung aller Reserven und stellt alle Einrichtungen des Gesundheitssystems vor organisatorische Herausforderungen (Lukuc, 2021, S. 19). Für alle an der Ausbildung Beteiligten, wie beispielsweise die Pflegeschulen und die Ausbildungsträger, vollzieht sich ein Prozess des Umdenkens und Anpassens. Im PflBG kommt der Praxisanleitung eine neue und besondere Bedeutung zu. Die Praxisanleitung ist im Laufe der vergangenen Jahre immer wichtiger geworden und erhält dementsprechend auch einen steigenden Stellenwert in der Pflegeausbildung. Dies wird nun auch in der Ausbildungs- und Prüfungsverordnung (PflAPrV) des PflBG deutlich erkennbar (Lucuk, 2021, S. 19).

In der vorliegenden Seminararbeit werden die Neuerungen durch die Verabschiedung des PflBG mit besonderem Augenmerk auf die praktische Ausbildung beleuchtet. Es wird erörtert, welche Aufgaben und Pflichten Praxisanleitende (PAL) unter Betrachtung der gesetzlichen und politischen Rahmenbedingungen haben.

Im ersten Abschnitt der Seminararbeit wird die Entwicklung des Pflegeberufes in Deutschland untersucht. Anschließend werden die grundlegenden neuen gesetzlichen Rahmenbedingungen des PflBG dargestellt. Der Schwerpunkt wird dabei auf die praktische Ausbildung und die damit einhergehende neue Rolle der PAL gelegt. Im weiteren Verlauf werden die Aufgaben- und Tätigkeitsfelder sowie die Zugangsvoraussetzungen der PAL aufgezeigt. Folgend werden die bestehenden Herausforderungen der neuen Gesetzgebungen aus Sicht der Pflegeschulen und der praktischen Ausbildung diskutiert.

2 Die Pflegeausbildung im Wandel

Der Pflegeberuf, so wie wir ihn heute kennen, findet seine Wurzeln im 19. Jahrhundert. Seit den 1960er Jahren findet eine zunehmende und bis heute andauernde Professionalisierung statt. Am Anfang dieser Professionalisierung stand die Einführung der dreijährigen Pflegeausbildung im Jahr 1965. Bereits zur damaligen Zeit herrschte ein Personalmangel in der Pflege. Aufgrund dessen wurde zeitgleich die verkürzte Ausbildung zur Krankenpflegehilfe eingeführt. Im Bereich der Altenpflege gab es 1969 auf Länderebene die ersten Maßnahmen zur Institutionalisierung (Arbeitskammer des Saarlandes, 2019). Im Jahr 2003 wurde eine bundeseinheitliche dreijährige Ausbildung in der Altenpflege implementiert. Anschließend wurde im Jahr 2004 das Krankenpflegegesetz verabschiedet. Die Berufsbezeichnung „Gesundheits- und Krankenpfleger*in" wurde damit ins Leben gerufen. Das Krankenpflegegesetz bildete ebenfalls die Basis für die Ausbildung in der Gesundheits- und Kinderkrankenpflege. Eine Verankerung im Gesetz, die sogenannte Experimentierklausel, macht es möglich im Rahmen von Modellversuchen die Ausbildung des Pflegeberufs weiterzuentwickeln (Bohrer & Walter, 2020, S. 10).

Die Notwendigkeit in der Weiterentwicklung des Pflegeberufs zeigte sich in den darauffolgenden Jahren zunehmend. Die Inhalte und auch die Ausrichtungen der drei verschiedenen Ausbildungen konnte den beruflichen Anforderungen im Laufe der Jahre nicht mehr gerecht werden. Gründe dafür sind einerseits der demografische Wandel und andererseits die verkürzte Liegezeit im Krankenhaus (Bohrer & Walter, 2020, S. 10). Die demografische Entwicklung in Deutschland weist einen Rückgang der Geburtenrate und eine Zunahme der Lebenserwartung auf. Währenddessen die Lebenserwartung kontinuierlich zunimmt, gibt es zunehmend weniger junge Menschen (Kühn, 2017). Das Wissen bezüglich des Umgangs mit hochbetagten und multimorbiden Menschen wird dementsprechend in der Gesundheits- und Krankenpflege immer wichtiger (Bohrer & Walter, 2020, S. 10). Mit der Einführung der diagnosebezogenen Fallpauschalen, dem sogenannten DRG-System, verkürzt sich ebenfalls die Aufenthaltsdauer von Patient*innen im Krankenhaus. Durch die Verkürzung der Liegezeiten müssen pflegerische und medizinische Leistungen im nachstationären Bereich gedeckt werden (Flintrop, 2006, S. A3083). Medizinisch-therapeutische Kenntnisse werden aufgrund dessen in der stationären Pflege immer bedeutender (Bohrer & Walter, 2020, S. 10). Die Konsequenzen des demografischen Wandels und des DRG-Systems verdeutlicht die Notwendigkeit einer Reform des Pflegeberufs.

Mit der Auswertung der Modellprojekte im Jahr 2012 etablierte eine Bund-Länder-Arbeitsgruppe die Rahmenbedingungen für den Entwurf eines neuen PflBG. Die drei voneinander getrennten Pflegeausbildungen der Altenpflege, Gesundheits- und Krankenpflege sowie Kinderkrankenpflege sollten zu einer generalistischen Pflegeausbildung zusammengefasst werden. Parallel sollte eine akademische Ausbildung etabliert werden. Im Jahr 2017 wurde das Pflegeberufereformgesetz vom Bundestag verabschiedet. Seit Januar 2020 gibt es in Deutschland die einheitliche Pflegeausbildung mit der Berufsbezeichnung „Pflegefachfrau/Pflegefachmann" (Bohrer & Walter, 2020, S. 10). „Mit dem Gesetz zur Reform der Pflegeberufe wurde der Grundstein für eine zukunftsfähige und qualitativ hochwertigen Pflegeausbildung gelegt." (Bundesministerium für Gesundheit, 2021)

3 Das Pflegeberufegesetz

Am 01. Januar 2020 hat das Pflegeberufereformgesetz das Altenpflegegesetz und das Krankenpflegegesetz ersetzt. Ziel dieser Veränderung ist die Modernisierung der Pflegeausbildung und die Steigerung der Attraktivität des Berufsbildes (Bmfsfj, 2020).

3.1 Gesetzliche und politische Rahmenbedingungen

Die Pflege von Menschen aller Altersstufen in akut oder dauerhaft stationären sowie ambulanten Versorgungssituationen erfordert ein hohes Maß an beruflicher Handlungskompetenz (Dielmann, 2021, S. 69). Mit dem PflBG wurde eine qualitativ hochwertige Pflegeausbildung ins Leben gerufen, welche die Auszubildenden bestmöglich auf die Vielfältigkeit des Pflegeberufs und die individuellen Belange der unterschiedlichen Versorgungsbereiche vorbereiten soll (Bohrer & Walter, 2020, S. 10). Grundsätzlich dauert die Ausbildung in Vollzeitform drei Jahre, in Teilzeitform höchstens fünf Jahre (Dielmann, 2021, S. 82). Im weiteren Verlauf wird der Fokus auf die Ausbildung in Vollzeit fokussiert. Grundsätzlich erhalten alle Auszubildenden zwei Jahre lang eine gemeinsame Ausbildung, in welcher sie einen Vertiefungsbereich in der praktischen Ausbildung bestimmen. Anschließend gibt es zwei Möglichkeiten die Ausbildung zu beenden. Einerseits können Auszubildende im dritten Ausbildungsjahr die generalistische Ausbildung fortsetzen und den Berufsabschluss „Pflegefachfrau/Pflegefachmann" anstreben. Andererseits können die Auszubildenden den Schwerpunkt auf die Pflege hochbetagter Menschen oder Kindern und Jugendlichen setzen und anstatt der Fortsetzung der generalistischen Ausbildung einen gesonderten Abschluss in der Altenpflege oder Gesundheits- und Kinderkrankenpflege erwerben. Die zwei Möglichkeiten des Ausbildungsabschlusses werden bis Ende 2025 evaluiert. (Bundesministerium für Gesundheit, 2021).

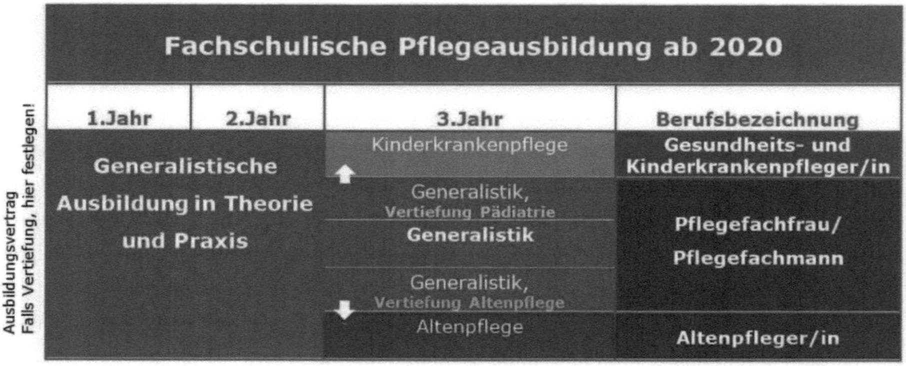

Abb. 1: Ablauf generalistische Pflegeausbildung (Deutscher Berufsverband für Pflegeberufe, n.d.)

Bereits im Altenpflegegesetz und im Krankenpflegegesetz lag der Fokus auf der Aneignung von Kompetenzen. Mit dem PflBG wird die Kompetenzorientierung jedoch spürbar konsequenter. Die Inhalte der Ausbildung werden hierbei durchgehend als Kompetenzen dargestellt, welche für die Einsatzbereiche der praktischen Ausbildung und für die Pflegeschulen gelten. Dabei werden verschiedene Kompetenzen unterschieden, wie beispielsweise die fachlichen und personalen Kompetenzen, soziale, kommunikative und interkulturelle Kompetenzen, ethische Kompetenzen und die Fähigkeit zum Wissenstransfer und zur Selbstreflexion (Hundenborn, 2019, S. 6). Die generalistische Ausbildung besteht aus einem theoretischen und praktischen Unterricht sowie der praktischen Ausbildung (Dielmann, 2021, S. 82). „Der theoretische und praktische Unterricht wird an staatlichen, staatlich genehmigten oder staatlich anerkannten Pflegeschulen nach § 9 auf der Grundlage eines von der Pflegeschule zu erstellenden schulinternen Curriculums erteilt." (Dielmann, 2021, S. 82). Unter praktischen Unterricht wird der Unterricht in speziellen Übungsräumen verstanden. In diesem Rahmen können praxisnahe Pflegesituationen simuliert und pflegerische bzw. medizinische Tätigkeiten geübt werden. Praktischer Unterricht kann ebenfalls in Form von Praxisbegleitung organisiert werden. Auf dieses Thema wird im weiteren Verlauf der vorliegenden Seminararbeit tiefer eingegangen. Der theoretische und praktische Unterricht ist auf der Basis eines schulinternen Curriculums geplant. Der ursprünglich verwendete Begriff „Lehrplan" wurde damit abgelöst (Dielmann, 2021, S. 86-87). „Unter dem Begriff „Curriculum" wird gleichwohl ein Lehrplan verstanden, der Unterrichtsziele, Inhalte und Methoden in einem systematischen Prozess über einen bestimmten Zeitraum beschreibt." (Dielmann, 2021, S. 87) „Die schulinternen Curricula sind auf Grundlage des von der Fachkommission auf Bundesebene erstellten Rahmenlehrplans und der Vorgaben der Ausbildungs- und Prüfungsverordnung zu entwickeln." (Dielmann, 2021, S. 88) Im Rahmen eines Ausbildungsplans, welcher vom Träger der praktischen Ausbildung nach § 10 Abs. 1 Satz 3 anzufertigen ist, findet der praktische Teil der Ausbildung statt. Die praktische Ausbildung stellt den überwiegenden Anteil der gesamten Ausbildung dar und findet in kooperierenden Praxiseinrichtungen statt. Als Kooperationspartner kommen hierbei Krankenhäuser, stationäre sowie ambulante Pflegeeinrichtungen in Frage (Dielmann, 2021, S. 82, 88).

Am Ende des zweiten Ausbildungsjahr findet eine Zwischenprüfung statt, welche im PflBG § 6 Abs. 5 verankert ist. Gegenstand der Zwischenprüfung ist die Kontrolle des Ausbildungsstandes bzw. des Entwicklungsstandes mit dem Fokus auf die in der PflAPrV beschriebenen und festgelegten Kompetenzen. Das Ergebnis der Prüfung ist für die Fortsetzung der Ausbildung nicht entscheidend, sondern dient lediglich der Sicherung eines erfolgreichen Ausbildungsabschlusses. Wird hierbei eine Gefährdung festgestellt, kann dieser mit gezielten Maßnahmen, wie beispielsweise zusätzlicher Unterricht oder Anleitung entgegengewirkt werden. Weitere Einzelheiten bezüglich der Zwischenprüfung werden von den Ländern geregelt (Dielmann, 2021, S. 92-93).

Die generalistische Pflegeausbildung wird einheitlich über Landesfonds finanziert. Die Erhebung eines Schulgelds für die Auszubildenden entfällt. Sie erhalten eine Ausbildungsvergütung, welche vom Ausbildungsunternehmen zu tragen ist (Bundesministerium für Gesundheit, 2021).

„Ergänzend zur beruflichen Pflegeausbildung wurde ein Pflegestudium eingeführt. Das Pflegestudium eröffnet neue Karrieremöglichkeiten sowie Aufstiegschancen und befähigt unmittelbar zur Pflege von Menschen aller Altersstufen auf wissenschaftlicher Grundlage und Methodik." (Bundesministerium für Gesundheit, 2021) Die Absolvent*innen erhalten mit dem erfolgreichen Bestehen des Pflegestudiums den Abschluss Bachelor of Arts, die Qualifikation zur Pflegefachfrau/Pflegefachmann und die EU weite Anerkennung (Funk, 2017, S. 345).

Aktuell ist in vielen deutschen Krankenhäusern noch unklar, welches Aufgabenprofil akademischen Pflegekräften zugeschrieben werden kann. Andere Länder sind in dieser Hinsicht einen Schritt weiter. Dabei wird deutlich, dass eine Aufwertung der pflegerischen Versorgung realisierbar ist, wenn mit unterschiedlichen Qualifikationen gearbeitet wird (Bohrer & Walter, 2020, S. 11).

Die bisher voneinander getrennten Pflegeausbildungen der Altenpflege, Gesundheits- und Krankenpflege und Kinderkrankenpflege entsprachen nicht den Standards der Europäischen Union. Ein positiver Aspekt der Generalistik, und dem damit verbundenen Berufsabschluss als Pflegefachfrau/Pflegefachmann, stellt die europaweite Anerkennung dar (Bohrer & Walter, 2020, S. 10). Die Berufsabschlüsse der Altenpflege und Kinderkrankenpflege unterliegen weiterhin einer Prüfung, um in anderen europäischen Ländern anerkannt werden zu können (Bundesministerium für Gesundheit, 2021). Die Generalistik könnte ebenfalls einen positiven Effekt auf die Einordnung des Pflegeberufes im deutschen Bildungssystem haben. Der DQR (Deutscher Qualifikationsrahmen) stellt eine Einordnung von Qualifikationen verschiedenster Bildungsbereiche, um diese miteinander vergleichbar machen zu können, zur Verfügung. Der EQR (Europäische Qualifikationsrahmen) hingegen dient als Übersetzungsinstrument. Er macht Qualifikationen auf europaweiter Basis besser verständlich. Der DQR stellt dementsprechend die nationale Umsetzung des EQR dar. Durch die Kopplung dieser beiden Instrumente, wird es leichter, Qualifikationen in Europa und in Deutschland zu vergleichen (Bundesministerium für Bildung und Forschung, n.d.a). Im DQR werden insgesamt acht Niveaus definiert (Bundesministerium für Bildung und Forschung, n.d.b).

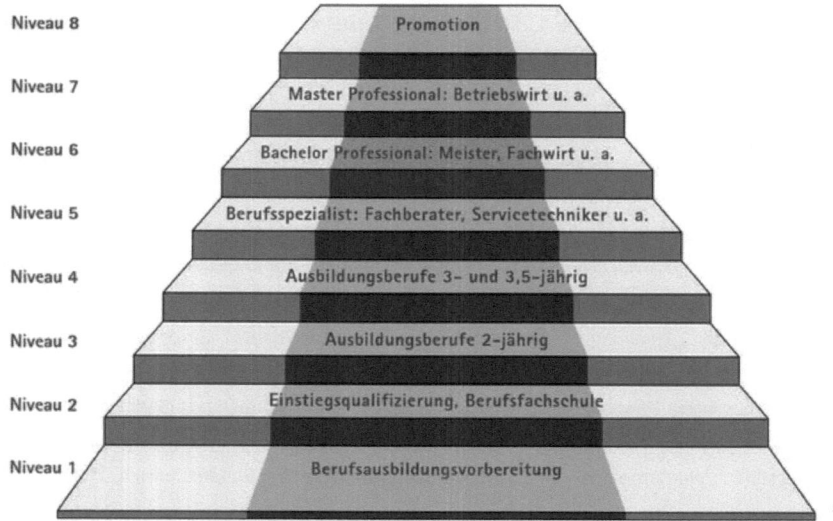

Abb. 2: Deutscher Qualifikationsrahmen (Das Weiterbildungs-Informations-System, n.d.)

In nahezu allen EU-Staaten wird die Krankenpflegeausbildung im EQR auf Niveau 6 eingeordnet. In Deutschland hingegen wird die Ausbildung der Altenpflege, Gesundheits- und Krankenpflege und Kinderkrankenpflege dem Niveau 4 des DQR zugeschrieben. Seit einigen Jahren wird diese Einstufung bereits bemängelt, da die notwendigen Kompetenzen für eine professionelle Pflege sowie die hohe Selbstständigkeit und Verantwortung des Pflegeberufs nicht berücksichtigt werden (Deutscher Verein für öffentliche und private Fürsorge e.V., 2018, S. 5). Durch die gesetzlichen Neuerungen der Pflegeberufe durch das PflBG rückt die Überprüfung der Zuordnung zunehmend in den Vordergrund. Die Chancen für die Korrektur der Niveaustufe sind mit der Generalistik gestiegen und könnten in Zukunft die gewünschten Veränderungen der Einstufung von Stufe 4 auf Stufe 5 des Pflegeberufs im DQR vorantreiben (ALSOPFLEG, 2019).

3.2 Die praktische Ausbildung

Krankenhäuser, stationäre und ambulante Pflegeeinrichtungen identifizieren sich als Träger der praktischen Ausbildung. Die praktische Ausbildung gliedert sich in Pflichteinsätze, einem Vertiefungseinsatz sowie weiteren Einsätzen, welche in zugelassenen Krankenhäusern, stationären sowie ambulanten Pflegeeinrichtungen stattfinden. Des Weiteren findet im Rahmen der PflAPrV ein Orientierungseinsatz im Umfang von 400 Ausbildungsstunden statt. Die Pflichteinsätze finden in drei allgemeinen Versorgungsbereichen in der stationären Akutpflege und Langzeitpflege, sowie in der pädiatrischen und psychiatrischen Versorgung im Rahmen von 400 Stunden statt (Dielmann, 2021, S. 88-89). „Die Vertiefungseinsätze im Umfang von 500 Ausbildungsstunden können je nach gewählter Schwerpunktsetzung in der Ausbildung in einem Bereich der Pflichteinsätze erfolgen." (Dielmann, 2021, S. 89) Für 80 Ausbildungsstunden ist kein spezieller Praxisbereich vorgesehen. Beispielhaft könnte dieser Anteil im Bereich der Pflegeberatung oder Rehabilitation abgehalten werden. Es sind ebenfalls weitere 80 Ausbildungsstunden für den Bereich des Vertiefungseinsatzes verfügbar (Dielmann, 2021, S. 88-89).

Der Ausbildungsträger trägt die Verantwortung für die Organisation und Umsetzung der praktischen Ausbildung und schließt mit den Auszubildenden mit dem Beginn der Ausbildung einen sogenannten Ausbildungsvertrag ab (Dielmann, 2021, S. 100). Die Zusammenarbeit zwischen den Pflegeschulen, den Trägern der praktischen Ausbildung und weitere an der Ausbildung beteiligten Einrichtungen erfolgt mithilfe der Schließung von sogenannten Kooperationsverträgen (Dielmann, 2021, S. 90). Die Ausbildung trägt sich überwiegend beim Ausbildungsträger zu (Funk, 2017, S. 344). Wenn der Träger nicht alle Praxiseinsätze abdecken kann, so liegt es in seiner Verantwortung die Umsetzung in anderen Einrichtungen sicher zu stellen. Die Gesamtverantwortung liegt bei den externen Praxiseinsätzen beim Träger der praktischen Ausbildung (Dielmann, 2021, S. 103).

Die Träger der praktischen Ausbildung erstellen einen Ausbildungsplan, welcher eine Gliederung der Ausbildung enthält und den Auszubildenden zur Orientierung dient. Ebenfalls enthält er Arbeits- und Lernaufgaben, welche an die entsprechenden Praxiseinsätze angepasst sind und den Ausbildungsplan konkretisieren. Parallel zur Durchführung der Aufgaben im Rahmen der

Praxisanleitung dokumentieren die Auszubildenden ihre Lernerfahrungen, ihren Kompetenzzuwachs und die Vereinbarungen zum Lernprozess in Form eines Ausbildungsnachweises. Die Ausgestaltung und Überprüfung der Ausbildungsnachweise liegt in der Verantwortung der Pflegeschule. Ziel ist es, die Auszubildenden in ihrer Entwicklung zu unterstützen. Bereits am Ende des ersten Ausbildungsdrittel sollen die Auszubildenden Verantwortung für die Pflegeprozesse übernehmen und damit einhergehend Selbstständigkeit aufbauen. Die Auszubildenden erhalten in ihrem Entwicklungsprozess Unterstützung und Anleitung von den PAL (Bohrer & Walter, 2020, S. 34-35).

Praxisanleitung stellt einen wesentlichen Teil der praktischen Ausbildung dar. Nach § 18 Abs. 1 Nr. 3 PflBG sind die Träger der praktischen Ausbildung verpflichtet die Praxisanleitung im Umfang von zehn Prozent der praktischen Ausbildung durch dementsprechend qualifiziertes Personal sicherzustellen. Ziel der Praxisanleitung ist die schrittweise Heranführung der Auszubildenden an pflegerische Aufgaben. Dabei soll die Anleitung nicht beiläufig im pflegerischen Alltag, sondern geplant und strukturiert stattfinden. Neben der unmittelbaren Durchführung der Anleitungssituation gehören ebenfalls eine angemessene Vor- und Nachbereitung und Gespräche mit den Auszubildenden zu einer gelungenen Anleitung (Dielmann, 2021, S. 89-90).

Parallel zur Praxisanleitung gibt es ebenfalls die Praxisbegleitung. Diese wird von der Pflegeschule organisiert und dient der Unterstützung der praktischen Ausbildung (Dielmann, 2021, S. 90). Lehrkräfte besuchen die Auszubildenden dabei regelmäßig in den Praxiseinsätzen. Sie betreuen und evaluieren die Auszubildenden fachlich und unterstützen ebenfalls die PAL, um den Theorie-Praxis-Transfer sicherzustellen. Praxisbegleitungen sollen die Praxisanleitungen ergänzen, um eine qualitätsvolle Ausbildung gewährleisten zu können. Voraussetzung für eine gewinnbringende Praxisbegleitung ist die regelmäßige persönliche Präsenz der Lehrkräfte in den Einrichtungen. Praxisbegleiter*innen sind Lehrkräfte mit einem pflegepädagogischen Bachelor- oder Masterabschluss. Das genaue Aufgabenprofil der Praxisbegleitung ist in § 5 PflAPrV näher beschrieben. Im Rahmen der Praxisbegleitung findet ebenfalls eine Beurteilung in Form eines Jahreszeugnis statt. Dabei werden die erbrachten Leistungen im Unterricht und in der praktischen Ausbildung dargestellt, um den Lernstand der Auszubildenden zu identifizieren. Die Praxisbegleitung identifizieren sich in der Praxis als gewinnbringendes Instrument. Die Lehrkräfte und PAL bilden die Schnittstelle zwischen den beiden Lernorten, der Pflegeschule und der Praxis, und gewährleisten einen regelmäßigen und intensiven Austausch zwischen allen an der Ausbildung Beteiligten (Arens, Mätzing & Fehn, 2021, S. 49-50).

Neben der Zwischenprüfung am Ende des zweiten Ausbildungsjahres, welche im Kapitel 3.1. näher beschrieben wurde, gibt es ebenfalls eine Abschlussprüfung. Diese stellt die Voraussetzung für die erfolgreiche Beendigung der Ausbildung dar. Die Abschlussprüfung enthält neben der schriftlichen und mündlichen Prüfung ebenfalls einen praktischen Teil. „Die zu prüfende Person zeigt die erworbenen Kompetenzen im Bereich einer umfassenden personenbezogenen Erhebung des Pflegebedarfs, der Planung der Pflege, der Durchführung der erforderlichen Pflege und der

Evaluation des Pflegeprozesses [...]." (Dielmann, 2021, S. 402) Die Auszubildenden übernehmen zusammenfassend alle anfallenden Aufgaben einer professionellen Pflege. Die praktische Prüfung findet unter realen Bedingungen statt und umfasst die Pflege von mindestens zwei Menschen, welche einen erhöhten Pflegebedarf aufweisen. Die Prüfung erstreckt sich über eine Dauer von 240 Minuten und ist untermauert durch einem von den Auszubildenden erstellten Pflegeplan. Dieser umfasst den zeitlichen Rahmen für die geplanten Tätigkeiten. Die Auszubildenden haben für die Vorbereitung der Prüfung eine angemessene Vorbereitungszeit am Tag davor. Die Aufsicht und Benotung der praktischen Prüfung erfolgt durch mindestens zwei Fachprüfer*innen. Um die praktische Prüfung der Pflegeausbildung erfolgreich abschließen zu können, muss diese mit mindestens „ausreichend" beurteilt werden (Dielmann, 2021, S. 402-403).

4 Die Rolle der Praxisanleitenden im Pflegeberuf

Auf der einen Seite bewirkt der Paradigmenwechsel der Pflegeausbildung neue gesetzliche Regelungen und die neue Bezeichnung Pflegefachfrau/Pflegefachmann. Auf der anderen Seite stellt die Generalistik die alle an der Ausbildung Beteiligten vor neue Herausforderungen. Besonders die Träger der praktischen Ausbildung stehen vor einer nicht zu unterschätzenden organisatorischen Aufgabe. Das PflBG legt in der generalistischen Ausbildung den Fokus besonders auf die Kompetenzorientierung. Die praktische Ausbildung ist dabei von besonderer Bedeutung, da der Kompetenzzuwachs vorrangig in der Praxis geschieht (Hartmeyer & Slatosch, 2019, S. 173). Praxisanleitung trägt in der Pflegeausbildung eine elementare Bedeutung und stellt eine verantwortungsvolle Tätigkeit dar. Sie leistet einen wichtigen und unabdingbaren Beitrag in der Pflegeausbildung. PAL tragen eine hohe Verantwortung innerhalb des Ausbildungsprozesses von Auszubildenden und müssen Handlungskompetenz als Pflegende und Ausbildende aufweisen. Handlungskompetenz besteht aus verschiedenen Kernkompetenzen, wie beispielsweise Fachkompetenz, Sozialkompetenz, Personale Kompetenz und Methodenkompetenz und bedarf in der Praxisanleitung gezielter berufspädagogischer Weiterbildung. PAL fördern die Ausbildung im Berufsfeld Pflege und stellen die Schnittstelle zwischen Praxis und Theorie dar (Mamerow, 2018, S. 6-7).

4.1 Aufgabenprofil der Praxisanleitenden

Alle an der Pflegeausbildung beteiligten Einrichtungen müssen die Praxisanleitung sicherstellen. Laut gesetzlicher Vorschrift der generalistischen Pflegeausbildung müssen mindestens zehn Prozent der praktischen Ausbildungszeit im Rahmen von qualifizierter Anleitung stattfinden. Anhand einer Dokumentation werden der zeitliche Umfang und der Aneignung der definierten pflegerischen Kompetenzen aufgezeigt. Die PAL stehen in der Pflicht den Auszubildenden die Aneignung der vorgeschriebenen Kompetenzen zu ermöglichen und diese anschließend zu überprüfen. Die Lernergebnisse werden dann im Ausbildungsnachweis quittiert. Mit dem PflBG sind die PAL in

Zukunft Bestandteil der Prüfungskommission für die praktische Prüfung (Hartmeyer & Slatosch, 2019, S. 175).

Allgemein orientiert sich die Praxisanleitung an den Zielen der generalistischen Ausbildung. Während zehn Prozent der praktischen Ausbildung angeleitete Ausbildungszeit ist, fällt der weitaus größere Teil des Praxislernens auf das situative Lernen zurück. Auszubildende benötigen kontinuierlich eine Lernbegleitung, jedoch erfolgt diese im täglichen Arbeitsprozess häufig weniger bewusst. Umso wichtiger ist es, das Angebot der Praxisanleitung gezielt und effektiv einzusetzen, um den Auszubildenden in der zur Verfügung stehenden Zeit eine qualitativ hochwertige Anleitung zur Verfügung stellen zu können (Bohrer & Walter, 2020, S. 15). Die „[...] Arbeits- und Lernaufgaben, die in der geplanten Anleitungszeit eingeführt, besprochen, ggf. durchgeführt und reflektiert werden, können in der übrigen Praxiszeit fortgeführt werden." (Bohrer & Walter, 2020, S. 15)

Zu dem Aufgabenbereich der didaktisch geplanten Anleitungszeit gehören Gespräche mit den Auszubildenden in Form von Erst-, Zwischen- und Abschlussgesprächen. Innerhalb des Erst- und Zwischengesprächs wird eine Auswahl von Anleitungssituationen im Einsatzzeitraum getroffen, welche auf dem aktuellen Lernstand und dem Ausbildungsjahr beruhen. Diese Auswahl wird im Ausbildungsnachweis dokumentiert. Parallel werden die Aufgaben und Lernziele festgelegt, welche in den strukturierten Anleitungen bearbeitet und umgesetzt werden sollen. Im Rahmen des Abschlussgespräch erfolgt am Ende des Einsatzes die Auswertung des Lernprozesses, der erworbenen Kompetenzen und die Identifikation des Lernbedarfs für den weiteren Verlauf der praktischen Ausbildung (Bohrer & Walter, 2020, S. 47-48). Das Erst-, Zweit- und Abschlussgespräch erfolgt im besten Fall in einem separaten Raum, in ruhiger Atmosphäre, zwischen den Auszubildenden und deren PAL. Die PAL planen den Lernprozess über den gesamten Einsatzzeitraum. Dabei können unterschiedliche Methoden der strukturierten Anleitung realisiert werden, wie beispielsweise das Behandeln von spezifischen Wochenthemen, Übungen bezüglich pflegerischer Tätigkeiten in einem Skills Lab oder der Einsatz von Lerntandems. Weiterhin können sogenannte Lernprojekte in der praktischen Ausbildung etabliert werden, wie beispielsweise die Schulstation zur Vorbereitung auf das praktische Examen. Regelmäßig wird das praktische Können der Auszubildenden von den PAL reflektiert und in Form von regelmäßigem Feedback wiedergegeben. Dabei wird der Lernerfolg der Auszubildenden überprüft und beurteilt. Ebenfalls unterstützen PAL die Auszubildenden bei der Selbstreflexion. Bei dem Ausfüllen des Ausbildungsnachweises sowie der Umsetzung von Lern- und Arbeitsaufgaben können die PAL zur Unterstützung herangezogen werden. Die PAL sind ebenfalls verantwortlich für die Prüfungsvorbereitung. Bestehende Unsicherheiten und Fragen seitens der Auszubildenden bezüglich der Prüfungssituation können dabei aufgearbeitet werden. Durch intensive Praxisanleitungen werden die Auszubildenden bestmöglich auf die praktische Prüfung vorbereitet (Bohrer & Walter, 2020, S. 16).

Die PAL spielen ebenfalls während des situativen Lernens im Praxisalltag eine entscheidende Rolle. Im täglichen Arbeitsprozess kommt es zu situativen Anleitungen. Dabei kann der PAL beispielsweise den Auszubildenden Fragen stellen, sie in ihrem pflegerischen Handeln beobachten sowie Ratschläge und Feedback geben (Bohrer & Walter, 2020, S. 16). Der Pflegeberuf ist durch hohe Selbstständigkeit und Verantwortung geprägt (Deutscher Verein für öffentliche und private Fürsorge e.V., 2018, S. 5). Dementsprechend ist es von elementarer Bedeutung die Auszubildenden in ihrer Selbstständigkeit zu fördern und Verantwortung, abhängig von ihrem Lernstand, zu übertragen. Da die PAL nicht jeden Dienst der Auszubildenden abdecken kann, ist es sinnvoll die Teamkolleg*innen mit in die Praxisanleitung zu integrieren. Wöchentliche Lernübergaben können hierbei gewinnbringend sein, um die Kolleg*innen auf dem neusten Stand der Lernsituation der Auszubildenden zu halten. (Bohrer & Walter, 2020, S. 16).

PAL sind nicht nur verantwortlich für die praktische Anleitung, sondern fungieren ebenfalls in der Organisation der Ausbildung, der Entwicklung von Ausbildungskonzepten und der Lernortkooperation. Sie entwickeln ein Ausbildungskonzept, in welchem die Lernangebote aufgezeigt werden. Ebenfalls sind sie für die Erstellung der Arbeits- und Lernaufgaben verantwortlich. Im Rahmen der Ausbildungsorganisation sind die PAL berechtigt für die Erstellung von Nachweisen bezüglich der Einsatzzeiten, Noten sowie Leistungsbeurteilungen. PAL sollten Praxisanleitungssitzungen organisieren, um die Pflegeausbildung auf dem neusten Stand zu halten und gegebenenfalls an neue Entwicklungen anzupassen. Bei Kooperationstreffen mit den Pflegeschulen bzw. Hochschulen sind die PAL ebenfalls vertreten (Bohrer & Walter, 2020, S. 16).

PAL sind verpflichtet jedes Jahr eine berufspädagogische Fortbildung im Umfang von mindestens 24 Stunden zu absolvieren (Bohrer & Walter, 2020, S. 16).

4.2 Qualifizierung der Praxisanleitenden

Der Bereich der Praxisanleitung wurde 2003 erstmalig im Altenpflegegesetz und Krankenpflegegesetz beansprucht und eingeführt (Mamerow, 2018, S. 9). PAL nehmen mit dem PflBG und der damit einhergehenden generalistischen Pflegeausbildung einen unersetzlichen Stellenwert ein. Sie sichern den Transfer zwischen Theorie und Praxis und bilden die Auszubildenden auf der Grundlage wissenschaftlicher Entwicklung aus (Hartmeyer & Slatosch, 2019, S. 175). Aufgrund des PflBG und der Generalistik „[...] erfährt die praktische Ausbildung und mit ihr die Praxisanleitung einen qualitativen und quantitativen Bedeutungszuwachs im Vergleich zur bisherigen Ausbildung in der Alten- sowie Gesundheits- und Kinder-/Krankenpflege." (Lehmann et al., 2021, S. 201) Um diesen neuen Anforderungen gerecht zu werden, wird eine mindestens einjährige Berufserfahrung vorausgesetzt. Des Weiteren muss die pädagogische Qualifikation mithilfe einer berufspädagogischen Weiterbildung mit einem Umfang von 300 Stunden gefestigt und aufgezeigt werden. Vor der Verabschiedung des PflBG lag der Standard bei 200 Unterrichtsstunden. Weiterbildungen der Praxisanleitung, welche bis zum 31. Dezember 2019 absolviert wurden, fallen unter den sogenannten Bestandsschutz. PAL können somit ihre Qualifizierung behalten. Im Rahmen der hochschulischen Pflegeausbildung soll die Praxisanleitung durch akademisch gebildete PAL durchgeführt werden. Um die beruflichen Anforderungen und Kenntnisse zu sichern, anzupassen und zu erweitern, besteht mit der Einführung des PflBG eine berufspädagogische Fortbildungspflicht von 24 Stunden, welche jedes Jahr erfüllt werden muss. Ohne das Wahrnehmen der Fortbildungspflicht wird die Ausbildungsberechtigung entzogen. Die berufspädagogischen Fortbildungen werden durch Ausbildungsbudgets vollständig refinanziert. Die Ausbildungsbudgets werden auf Länderebene durch Kostenträger und Leistungserbringerverbände diskutiert (Hartmeyer & Slatosch, 2019, S. 175).

Laut internationalen Studien, welche sich mit der Qualifizierung von PAL auseinandergesetzt haben, fühlen sich diese zu Beginn ihrer anleitenden Tätigkeit oftmals nicht ausreichend vorbereitet. Zu den Tätigkeiten gehören zum Beispiel die Einschätzung des Lernbedarfs, das Ausüben von Kritik gegenüber der Auszubildenden und der Umgang mit herausfordernd empfundenem Auftreten und Benehmen seitens der Auszubildenden. Die „[...] bestehende Weiterbildung [wird] als inhaltlich unzureichend und zeitlich zu knapp wahrgenommen, um hinreichend auf die Rolle und Aufgaben von Praxisanleitenden in der Begleitung von beruflich wie zunehmend auch von hochschulisch auszubildenden Pflegenden vorzubereiten." (Lehmann et al., 2021, S. 202) Auf der anderen Seite führt die Weiterbildung bei den Teilnehmenden zur Stärkung des Bewusstseins bezüglich der professionellen Pflege. Parallel dazu wird ebenfalls erkenntlich, dass Auszubildende eine nachweisbar höhere Zunahme der Kompetenzen aufzeigen, wenn sie von pädagogisch weitergebildeten PAL betreut werden anstatt ausschließlich von berufserfahrenen Pflegenden (Lehmann et al., 2021, S. 202).

Weder im PflBG, noch in der PflAPrV sind konkret formulierte Inhalte bezüglich der Weiterbildung von PAL zu identifizieren. In § 4 Abs. 3 der PflAPrV befindet sich lediglich die Anforderungsäußerung einer berufspädagogischen Zusatzqualifikation und die Teilnahme an regelmäßiger Fortbildung. Ebenfalls soll sich die Weiterbildung für PAL an § 4 und 5, sowie § 37 Abs. 3 PflBG orientieren. In den gelisteten Paragrafen sind die Tätigkeiten von Pflegefachkräften und die Ausbildungsziele formuliert (Lehmann et al., 2021, S. 201). „Weitere Hinweise zu Inhalten und zu vermittelnden Kompetenzen in der Praxisanleitenden-Weiterbildung können nur indirekt aus den gestaltungsoffenen Ausführungen in PflBG und PflAPrV sowie den Rahmenplänen der Fachkommission nach § 53 PflBG herausgelesen werden." (Lehmann et al., 2021, S. 201) Die Deutsche Krankenhausgesellschaft hat eine Empfehlung für die Weiterbildung zur Praxisanleitung verabschiedet, welche zuletzt im März 2019 aktualisiert wurde. Diese Empfehlung kann als Muster verwendet werden. Einen Standard für die Weiterbildung gibt es nicht in allen Bundesländern (Lehmann et al., 2021, S. 201). „Dies erklärt die große Heterogenität der Weiterbildungslandschaft mit variierenden Verbindlichkeiten, Zielen und Inhalten [...]." (Lehmann et al., 2021, S. 201)

5   Herausforderungen aus Sicht der Schulen und der praktischen Ausbildung

Mit dem Jahresbeginn 2020 hat die generalistische Pflegeausbildung begonnen. Inwiefern die Pflegeberufereform die gestellten Anforderungen erfüllt, kann erst ab 2023 mit dem Einstieg der ersten generalistisch ausgebildeten Pflegefachkräften in das Berufsleben beurteilt werden. Durch Erfassung und Dokumentation können Rückschlüsse gezogen werden, ob beispielsweise die Anerkennung in anderen EU-Mitgliedsstaaten als attraktiv eingeschätzt wird, ob das Image des Pflegeberufes aufgebessert wurde und inwiefern die Akademisierung darauf Einfluss nimmt. In den nächsten Jahren muss ebenfalls evaluiert werden, ob und inwiefern sich der aktuell bestehende Fachkräftemangel verändert und ob sich dieser durch die neue Ausbildung reduziert (Wecht, 2021, S. 1057). Für eine umfangreiche Einschätzung reicht die Zeit noch nicht aus, jedoch können die ersten Erfahrungen und Herausforderungen bereits erkannt werden. Wenn die Erfahrungen aus Sicht der Schulen betrachtet werden, kann ein potenzielles Risiko identifiziert werden. Neben dem Pflegekräftemangel herrscht ebenfalls ein Lehrkräftemangel. Die fehlenden Lehrkräfte auf dem Arbeitsmarkt stellen eine enorme Herausforderung dar. Ausbildungskapazitäten können teilweise nicht vollständig ausgeschöpft werden, da es zu wenige Lehrkräfte gibt. Eine Reaktion darauf ist der Anstieg des im PflBG vorgeschriebenen Lehrenden-Lernenden-Schlüssel. Unter diesen Umständen ein neues Berufsverständnis zu integrieren und umzusetzen sowie ein darauf aufbauendes Curriculum zu erstellen, stellt eine anspruchsvolle Herausforderung dar (Jakobs & Vogler, 2020, S. 39).

Die verpflichtenden zehn Prozent strukturierter Praxisanleitung sind für die praktische Ausbildung gewinnbringend und werden unter den Auszubildenden als sehr positiv wahrgenommen. Jedoch steht die Pflege unter dem aktuell herrschenden Pflegekräftemangel unter enormem Druck, da sich die gesetzlichen Neuerungen der praktischen Ausbildung unter diesen Umständen schwierig umsetzen lässt. Um Auszubildende bestmöglich in ihrem Lernprozess zu unterstützen benötigen sie entsprechend Zeit für die Vorbereitung, Durchführung und Nachbereitung. Durch den herrschenden Personalmangel und dem damit verbundenen erhöhten Arbeitsaufwand für jede Pflegekraft, ist es oftmals schwierig diese Zeit und auch den benötigten Freiraum einzuräumen. Es fehlt an qualifizierten Pflegefachkräften und gleichauf auch an aktiven PAL. Situationen wie eine hohe Wechseldynamik unter dem Pflegepersonal sowie der vermehrte Einsatz von Leasingkräften wirken sich nachteilig auf die gewinnbringende Strukturierung der praktischen Ausbildung aus. Die neue Ausrichtung der Ausbildung stellt ebenfalls eine Herausforderung für die Zusammenarbeit zwischen Auszubildenden und Pflegefachkräften dar. Auszubildende sollen dabei in den ersten Praxiseinsätzen als Beobachtende fungieren. Dies ist aufgrund des aktuellen Personalmangels jedoch schwer umsetzbar und dementsprechend im Pflegealltag auch nicht vollumfänglich realisierbar (Jakobs & Vogler, 2020, S. 39-40). Es ist wichtig, dass die Praxisanleitung vor Ort vom gesamten Pflegeteam unterstützt und gestärkt wird, um den Auszubildenden die bestmögliche praktische Ausbildung gewährleisten zu können. Eine ausreichende Anzahl an PAL und eine Freistellung der PAL von Stationstätigkeiten während der Anleitungszeit wären hierfür gewinnbringend. Ebenfalls muss die Strukturierung der Dienstpläne von den Auszubildenden an die der PAL angepasst sein, um die zehn Prozent Praxisanleitung gewährleisten zu können. Weiterhin muss die Ausbildung Gegenstand jeder Stationsbesprechung sein, damit der Fokus nicht verloren geht (Pflege-Netzwerk Deutschland, n.d.).

Das PflBG und die damit einhergehende Generalistik stellt die Pflegeschulen und die Praxis vor neue und anspruchsvolle Herausforderungen. Wichtig im Umgang damit ist die stetige Kommunikation zwischen Auszubildenden und PAL bzw. den Pflegeteams, um Potenziale aber auch Einschränkungen zu identifizieren und zu reflektieren. Die Balance zwischen der Umsetzung der Vorgaben der generalistischen Ausbildung und der Beachtung der Personalsituation stellt eine enorme Herausforderung für alle an der Ausbildung Beteiligten in der Zukunft dar (Jakobs & Vogler, 2020, S. 39-40).

6 Fazit

Ziel der vorliegenden Seminararbeit war es, die gesetzlichen und politischen Rahmenbedingungen für PAL im PflBG zu erörtern. Dabei hat sich herausgestellt, dass sich die pflegerische Versorgung und die Kompetenzen der Pflegefachkräfte an die demografische Entwicklung und die damit einhergehenden Veränderungen im Gesundheitssystem anpassen müssen, damit eine professionelle Pflege kontinuierlich gewährleistet werden kann. Der Pflegeberuf muss sich den neu aufkommenden Herausforderungen stellen und sich weiterentwickeln. Die Zusammenführung von drei vormals getrennten Berufsbildern zur generalistischen Ausbildung im Rahmen des PflBG bildet einen Paradigmenwechsel des Pflegeberufs (Bohrer & Walter, 2020, S. 10). Ein besonderer Fokus wird mit dem PflBG und der PflAPrV auf die Praxisanleitung gelegt. Die Praxisanleitung spielt bezüglich der Kompetenzentwicklung der Auszubildenden eine besondere Rolle. Der aktuell herrschende Pflegekräftemangel und die fehlenden aktiven PAL stellen eine enorme Hürde für die Umsetzung der gesetzlichen Vorgaben dar. PAL können zeitlich nicht ausreichend für die Praxisanleitung freigestellt werden. Ebenfalls kommt es in der Praxis oftmals zu kurzfristigen Dienstplanänderungen durch den Ausfall von Personal. Durch die Einführung der Praxisbegleitung durch das PflBG seitens der Pflegeschulen, wurde bereits ein Schritt in die richtige Richtung gemacht. Unzureichende Praxisanleitung kann durch die Praxisbegleitung teilweise kompensiert werden. Ebenfalls ist es wünschenswert einen Standard von konkreten Inhalten der PAL-Weiterbildung zu veranlassen, um die Qualifikationen von PAL in allen Bundesländern Deutschlands gewährleisten zu können und damit einhergehend ebenfalls die bestmögliche praktische Pflegeausbildung für Auszubildende sicherstellen zu können.

III. Literaturverzeichnis

ALSOPFLEG (2019). PflBG – DV-Empfehlung zur angemessenen Einordnung der Pflegeberufe in den Deutschen Qualifikationsrahmen für lebenslanges Lernen. Abgerufen am: 12.01.2021, von: http://www.paritaet-alsopfleg.de/index.php/pflegerische-versorgung/pflege-allgemein/5960-pflbg-dv-empfehlung-zur-angemessenen-einordnung-der-pflegeberufe-in-den-deutschen-qualifikationsrahmen-fuer-lebenslanges-lernen

Arbeitskammer des Saarlandes (2019). *Eine kurze Geschichte des Pflegeberufs*. Abgerufen am: 29.12.2021, von: https://ak-pflege-blog.de/eine-kurze-geschichte-des-pflegeberufs/

Arens, F., Mätzing, C. & Fehn, A. (2021). *Praxisbegleitung in der Berufsfachschule Pflege: Der niedersächsische Weg – Teil 3*. In: Pflegezeitschrift, 74(10), 49-52. https://doi: 10.1007/s41906-021-1121-8

Bohrer, A. & Walter, A. (2020). *Die neue Pflegeausbildung gestalten: eine Handreichung für Praxisanleiterinnen und Praxisanleiter*. BTU. Abgerufen am: 27.12.2021, von: https://www.eh-berlin.de/fileadmin/Redaktion/2_PDF/FORSCHUNG/Projekt_CurAP/Handreichung_fuer_Praxisanl eitende__barrierfreies_PDF_.pdf

Bundesministerium für Bildung und Forschung (n.d.a). *Der Deutsche Qualifikationsrahmen für lebenslanges Lernen*. Abgerufen am: 04.01.2021, von: https://www.dqr.de/dqr/de/home/home_node.html

Bundesministerium für Bildung und Forschung (n.d.b). *Der DQR*. Abgerufen am: 04.01.2021, von: https://www.dqr.de/dqr/de/der-dqr/der-dqr_node.html

Bundesministerium für Familie, Senioren, Frauen und Jugend (Bmfsfj) (2020). *Gesetz zur Reform der Pflegeberufe (Pflegeberufereformgesetz)*. Abgerufen am: 30.12.2021, von: https://www.bmfsfj.de/bmfsfj/service/gesetze/gesetz-zur-reform-der-pflegeberufe-pflegeberufereformgesetz--119230

Bundesministerium für Gesundheit (2021). *Pflegeberufegesetz*. Abgerufen am: 29.12.2021, von: https://www.bundesgesundheitsministerium.de/pflegeberufegesetz.html

Das Weiterbildungs-Informations-System (n.d.). *Deutscher Qualifikationsrahmen (DQR).* Abgerufen am: 04.01.2021, von: https://wis.ihk.de/ihk-pruefungen/deutscher-qualifikationsrahmen-dqr.html

Deutscher Berufsverband für Pflegeberufe (n.d.). *Bildung für Pflegeberufe.* Abgerufen am: 04.01.2021, von: https://www.dbfk.de/de/themen/Bildung.php

Deutscher Verein für öffentliche und private Fürsorge e.V. (2018): *Empfehlungen des Deutschen Vereins zur angemessenen Einordnung der Pflegeberufe in den Deutschen Qualifikationsrahmen für lebenslanges Lernen (DQR)-Niveau 5.* Abgerufen am: 04.01.2021, von: https://www.deutscher-verein.de/de/uploads/empfehlungen-stellungnahmen/2018/dv-22-16_lebenslanges-lernen.pdf

Dielmann, G. (2021). *Pflegeberufegesetz und Ausbildungs- und Prüfungsverordnung: Kommentar für die Praxis.* Mabuse-Verlag, Frankfurt am Main.

Flintrop, J. (2006). *Auswirkungen der DRG-Einführung.* In: Deutsches Ärzteblatt, Jg. 103, Heft 46, A3082-A3085.

Funk, E. (2017). *Neues Pflegeberufegesetz vom Deutschen Bundestag und Bundesrat verabschiedet.* Nachrichtendienst des Deutschen Vereins, S. 343-346

Kühn, F. (2017). Bundeszentrale für politische Bildung. *Die demografische Entwicklung in Deutschland: eine Einführung.* Abgerufen am: 29.12.2021, von: https://www.bpb.de/politik/innenpolitik/demografischer-wandel/196911/fertilitaet-mortalitaet-migration

Hartmeyer, E. &. Slatosch, B. (2019). *Das neue Pflegeberufegesetz – wesentliche Inhalte und Herausforderungen für die Praxis (Teil 2).* Zeitschrift für Arbeitsrecht und Tarifpolitik in kirchlichen Unternehmen, 137-177.

Hundenborn, G. (2019). *Pflegeausbildung kompetenzorientiert gestalten: Kompetenzverständnis und Kompetenzsystematik im Kontext der Pflegeberufereform.* In: PflegeLeben. Abgerufen am: 04.01.2021, von: https://www.kathpflegeverband.de/images/KPV_PflegeLeben_01-2019.pdf

Jakobs, A. & Vogler, C. (2020). *Generalistische Ausbildung: Ein Jahr „neue Pflege": Erste Erfahrungen aus der Umsetzungspraxis.* In: Pflegezeitschrift, 73, 38-41.

Lehmann, F., Philipps, M. K. & Lehmann, Y. (2021). Anregungen für die Gestaltung der Weiterbildung zur Praxisanleitung: Ergebnisse einer qualitativen Studie mittels Programmanalyse und Gruppendiskussion. In: Fachteil Pflegewissenschaft, Ausgabe 3-2021, 23. Jahrgang. DOI: 10.3936/1875

Lukuc, S. (2021). *Generalistik: Ausbildung mit hohem Aufwand: Auswirkungen der Generalistik aus Managementsicht.* In: Pflegezeitschrift, 74, 19-21.

Mamerow, R. (2018). *Praxisanleitung in der Pflege.* 6. Aktualisierte Auflage, Springer-Verlag, Berlin Heidelberg.

Pflege-Netzwerk Deutschland (n.d.). „Was ist entscheidend für eine gute Praxisanleitung?". Abgerufen am: 08.01.2021, von: https://pflegenetzwerk-deutschland.de/schwerpunkte/ausbildung/gute-praxisanleitung

Wecht, D. (2021). *Pflegeberufereform – Erwartungen und Herausforderungen.* In: Der Urologe 60, 1054-1060. https://doi.org/10.1007/s00120-021-01609-2

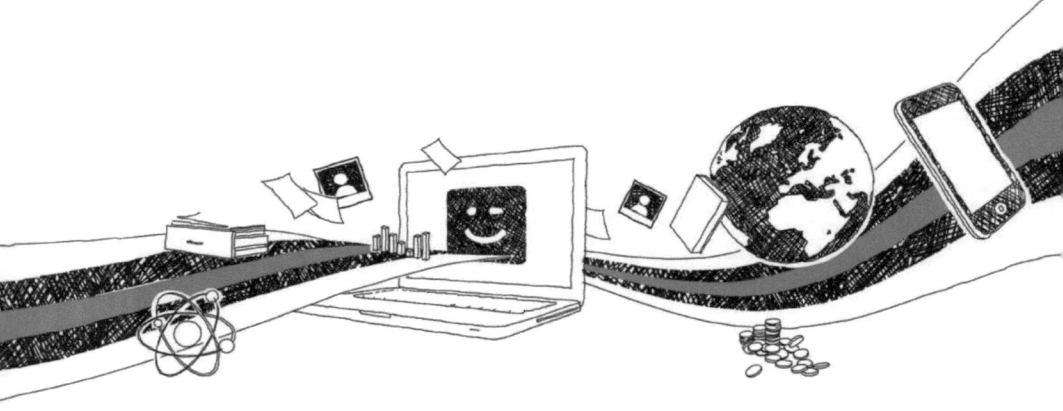
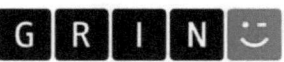